LETTRE ET LEÇON

DE

M. LE PROFESSEUR DUPUYTREN,

SUR LE SIÈGE, LA NATURE ET LE TRAITEMENT

DU CHOLÉRA-MORBUS.

RECUEILLIES ET PUBLIÉES

PAR MM. A. PAILLARD ET MARX.

A PARIS,
CHEZ J. B. BAILLIÈRE, LIBRAIRE
DE L'ACADÉMIE ROYALE DE MÉDECINE,
RUE DE L'ÉCOLE DE MÉDECINE, N° 13 bis;
A LONDRES, MÊME MAISON, 219 REGENT-STREET;
AUX DÉPÔTS DE LIBRAIRIE MÉDICALE FRANÇAISE;
A BRUXELLES, CHEZ TIRCHER;
A LIÉGE, CHEZ DESOER. — A GAND, CHEZ H. DUJARDIN.

1832.

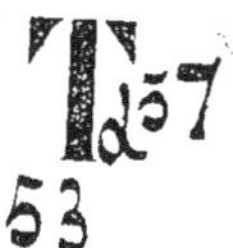

LETTRE ET LEÇON

SUR LE

CHOLÉRA-MORBUS.

IMPRIMERIE D'HIPPOLYTE TILLIARD,
RUE DE LA HARPE, N° 88.

LETTRE ET LEÇON

DE

M. LE PROFESSEUR DUPUYTREN,

SUR LE SIÈGE, LA NATURE ET LE TRAITEMENT

DU CHOLÉRA-MORBUS.

RECUEILLIES ET PUBLIÉES

PAR MM. A. PAILLARD ET MARX.

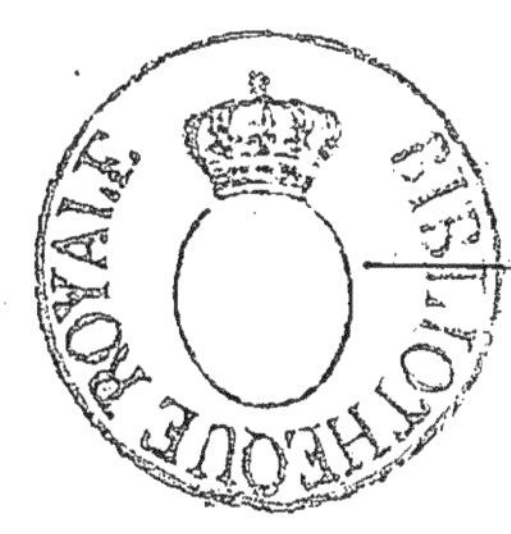

A PARIS,
CHEZ J. B. BAILLIÈRE, LIBRAIRE
DE L'ACADÉMIE ROYALE DE MÉDECINE,
RUE DE L'ÉCOLE DE MÉDECINE, N° 13 bis;
A LONDRES, MÊME MAISON, 219 REGENT-STREET;
AUX DÉPÔTS DE LIBRAIRIE MÉDICALE FRANÇAISE;
A BRUXELLES, CHEZ TIRCHER;
A LIÉGE, CHEZ DESOER. — A GAND, CHEZ H. DUJARDIN.

1832.

AVANT-PROPOS.

Le choléra-morbus se rapproche chaque jour davantage de nos frontières. Quelques lieues l'en séparent à peine maintenant. En présence d'un ennemi si redoutable, et sur le point de fondre sur notre belle patrie, il est cruel d'être obligé de s'avouer que jusqu'à présent tous les travaux et toutes les recherches dont il a été l'objet de la part de médecins aussi habiles que dévoués, n'ont produit rien de satisfaisant sur les remèdes les plus propres à le prévenir et à le combattre. Tous les gens de l'art, amis de la science et de l'humanité, doivent donc, dans cette fatale occurrence, saisir avec empressement tous les moyens possibles pour s'éclairer sur cette importante question. Ils voudront dès lors connaître quelles sont les idées d'un des esprits les plus éminents de notre époque sur le siége, la nature et le traitement du choléra-morbus. En publiant la lettre que M. *Dupuytren* a écrite sur ce sujet à un banquier célèbre, pour satisfaire à la philanthropie de ce dernier, et en la faisant suivre de la leçon que notre illustre maître a faite sur cette maladie, le 11 février 1832, leçon que nous avons recueillie avec soin, nous croyons faire une œuvre également utile pour l'humanité et pour les progrès de la science.

ALEXANDRE PAILLARD ET MARX.

Ce 18 *février* 1832.

LETTRE

DE

DE M. LE BARON DUPUYTREN,

SUR LE

CHOLÉRA-MORBUS.

A monsieur J. DE ROTHSCHILD, *à Paris.*

Saint-Yrieix (Haute-Vienne), 27 septembre 1831.

Mon cher baron,

Vous m'avez fait promettre, à mon déparu de Paris, de vous écrire sur le choléra-morbus. Je profite, pour remplir ma promesse, de quelques instants de tranquillité que me laisse la maladie de mon père.

Vous désirez savoir quelles seraient les recherches à faire pour éclaircir l'histoire, encore si obscure, du choléra-morbus; et vous voudriez communiquer mes idées aux plus habiles médecins de Vienne et de Berlin, afin qu'ils mettent à profit l'invasion de ces deux capitales par le choléra, pour faire des observations dont le résultat puisse en préserver, si cela est possible, le pays que nous habitons.

L'histoire de cette cruelle maladie ne laisse tant à désirer, suivant moi, que parce qu'on n'a pas déterminé avec assez d'exactitude quels sont le siége du mal et la nature des lésions organiques qu'il produit dans l'état intime des parties.

Les uns en ont placé le siége dans le cerveau, d'autres dans le cœur; ceux-ci dans la moelle épinière, ceux-là dans le nerf trisplanchnique. Ces opinions sont peu probables; elles méritent cependant d'être vérifiées par des ouvertures faites avec soin, et dans lesquelles l'état de ces organes serait décrit avec exactitude.

Si l'on en juge par le siége et le caractère des douleurs, par l'abondance et la nature des évacuations auxquelles elle donne lieu, cette maladie doit avoir son siége primitif et principal dans le canal alimentaire, c'est-à-dire dans l'estomac et les intestins.

Cependant il paraîtrait résulter d'ouvertures de corps faites en assez grand nombre, qu'on n'a découvert jusqu'ici, dans ces parties, aucune trace constante de lésions organiques.

Je crois d'abord que ces ouvertures ont été pratiquées *sur des sujets qui ont succombé très promptement à la maladie, et avant qu'elle ait pu produire des lésions organiques.* Pour arriver à des résultats plus probatoires, il faudra choisir de préférence, pour faire ces recherches, le corps de sujets qui auraient résisté le plus long-temps possible au choléra, et chez lesquels cette maladie aurait pu laisser des traces plus profondes et plus apparentes. Je crois, enfin, que ces ouvertures n'ont pas été faites avec assez de soins pour qu'on en puisse conclure, d'une manière certaine, que le choléra n'affecte en rien l'organisation des parties qui sont le siége de ses symptômes les plus apparents.

Quelques données pourraient servir de guide aux médecins anatomistes, qui voudront bien prendre la peine de lire cette note.

Le choléra a pour effet évident, incontestable, de donner lieu à des évacuations surabondantes, tant par le haut que par le bas, d'une matière liquide, légèrement trouble, et à peu près insipide. C'est donc vers les organes qui fournissent cette matière qu'il faudrait diriger les recherches propres à éclairer sur la nature du choléra-morbus. Or, ces organes ne peuvent être que le pancréas, le foie, ou ceux qui fournissent la matière des sécrétions propres au canal intestinal, c'est-à-dire de petits corps appelés glandes ou follicules muqueux (glandes de Brunner et de Peyer), qui sont situés dans l'épaisseur de la membrane interne du canal alimentaire, et qu'on trouve réunis en plus grand nombre dans certaines parties de ce canal connues de tous les anatomistes. Suivant moi, le foie doit être mis hors de question, parce que la nature des évacuations, dans le choléra, n'a aucune analogie avec celle des fluides que sécrète cet organe. Il n'en est pas de même du pancréas, qui, comme le prouvent les salivations, pourrait bien fournir la matière évacuée par les personnes affectées du choléra. Il est probable, néanmoins, que cette matière provient des organes sécréteurs placés dans les parois des intestins.

Je suis persuadé qu'un examen attentif de ces follicules, à l'œil nu, ou mieux encore à la loupe, fera découvrir dans leur cavité, dans leurs parois ou dans leur voisinage, dans leur développement, dans leur altération ou bien dans celle de la matière de leur sécrétion, le siége et peut-être aussi la nature du choléra. Ce que je dis n'est pas une pure spéculation. J'ai eu plusieurs fois occasion d'ouvrir le corps de personnes qui avaient succombé au choléra sporadique, et j'ai constamment trouvé les glandes de Brunner et de Peyer excessivement développées, et sans qu'il y eût autour d'elles aucun symptôme d'inflammation bien prononcée. Je ne crois pas que le choléra-morbus épidémique diffère assez du choléra sporadique, pour qu'il existe entre eux une différence bien marquée quant au siége et quant à la nature du mal.

Je suis persuadé également qu'en partant de cette base, la seule qui soit solide en médecine, on arrivera à découvrir enfin un remède contre cette cruelle affection. S'il m'était permis de devancer le résultat de ces recherches, que je ne saurais trop recommander à l'attention des médecins anatomistes qui se trouvent en présence du fléau, je dirais que le choléra a pour siége le canal alimentaire en général, et plus particulièrement encore l'estomac et l'intestin grêle, et, dans ces organes, les follicules destinés à sécréter les mucosités qui lubrifient l'intérieur de ce canal; que cette maladie consiste essentiellement en une irritation de ces organes, qui produit, d'une part, les tourments affreux d'estomac et d'entrailles, et de l'autre, les évacuations excessivement abondantes de mucosités altérées dont elle est toujours suivie; en un mot, qu'elle consiste en une *irritation sécrétoire* des glandes de Brunner et de Peyer, accompagnée d'un appareil de symptômes particuliers; et je crois que les symptômes qu'on observe du côté du cerveau, de la moelle épinière, des nerfs et des muscles auxquels ils se distribuent, du côté du cœur et des poumons, ne sont que des effets sympathiques de la maladie du canal alimentaire, effets analogues à ceux que l'on observe dans toutes les dissenteries accompagnées de douleurs très vives et d'évacuations surabondantes.

Si ces idées étaient confirmées par les ouvertures que je demande instamment, il en résulterait que le choléra, consistant essentiellement en une irritation, il faudrait chercher à le prévenir en préservant, avec le plus grand soin, la surface du corps de l'impression du froid et de l'humidité; en portant constamment de la flanelle sur la peau, de la tête aux pieds, et en préservant le canal alimentaire de toute irritation et de toute excitation, comme celles que peuvent produire des aliments et des boissons de nature irritante, âcre ou bien échauffante. La maladie une fois déclarée, je pense qu'il faudrait la traiter par des applications de sangsues sur les régions douloureuses du ventre dès l'invasion du mal; par des boissons calmantes, et je n'en ai pas trouvé de plus efficaces qu'une forte décoction de têtes de pavots édulcorée avec du sirop de gomme, et administrée à doses répétées; par l'administration de l'acétate de plomb en pilules ou en solution dans la décoction de têtes de pavots. Je dois ajouter que les préparations d'opium n'ont pas la même efficacité que les décoctions de têtes de pavots, et que j'ai vu échouer les premières dans les cas où les dernières ont complétement réussi, et que l'acétate de plomb, sédatif par excellence dans les cas d'inflammation accompagnée de sécrétions surabondantes, a été plus efficace en solution qu'en pilules, dans les choléra-morbus de nature sporadique, contre lesquels je l'ai employé. Je pense, enfin, que les malades affectés du choléra, devraient être couchés entre des couvertures de laine; qu'il faudrait leur faire, d'une manière presque continuelle, des frictions sur la peau, et que, dans les courts intervalles de ces frictions, ils devraient être environnés de vapeurs d'eau chaude, qu'on pourrait aisément dégager dans leur lit, au moyen des machines portatives dont on fait un si grand et si utile usage à Paris; qu'il faudrait éviter, avec le plus grand soin, au moins dans le début de la maladie, tous les remèdes émétiques, purgatifs, alcooliques et autres irritants dont on a fait et dont on fait, aujourd'hui encore, un si grand abus; car ils ne peuvent qu'augmenter l'irritation qui fait le caractère essentiel du mal, et précipiter son dernier et fatal terme.

Voilà, mon cher ami, ce que je vous prie de recommander à l'attention des habiles médecins et professeurs de Vienne et de Berlin. Nous devrions nous estimer heureux l'un et l'autre, si vos questions et mes réponses pouvaient conduire à quelque résultat favorable à l'humanité.

Je vous renouvelle,

Mon cher baron,

L'assurance de mon inviolable attachement,

DUPUYTREN.

DÉVELOPPEMENTS

A la lettre de M. le professeur Dupuytren.

Cette lettre ne pouvait passer sans être aperçue. Elle était, au contraire, de nature à exciter vivement l'attention des médecins, et à faire sortir la science de l'ornière dans laquelle elle reste engagée depuis quelque temps. Elle devait soulever des questions et provoquer des discussions d'une haute importance. Nos prédictions, et, s'il faut tout dire, nos espérances, n'ont pas été trompées. Plusieurs lettres furent adressées à M. *Dupuytren*. On lui demandait des explications et des éclaircissements sur les principes qu'il avait posés. Il s'est empressé d'y satisfaire, et a fait sur le choléra-morbus une leçon tout entière le 11 février 1832. C'est cette leçon que nous offrons à nos lecteurs.

Voici à peu près en quels termes le professeur s'est exprimé :

LEÇON

DE

M. LE BARON DUPUYTREN,

SUR LE

CHOLÉRA-MORBUS.

Clinique du 11 *février* 1832.

Messieurs,

Une lettre que j'ai écrite à l'occasion du choléra-morbus, et qui a été insérée dans le 71ᵉ numéro du *Journal hebdomadaire*, par les soins de mon savant ami M. Bouillaud, a porté un médecin qui suit mes leçons, à me demander des développements et des explications sur les idées qu'elle renferme.

Cette lettre, écrite loin de Paris et au milieu de soins

étrangers à la science, et pour satisfaire à la philanthropie d'un banquier célèbre, n'était probablement pas digne des honneurs de l'impression; mais puisqu'elle les a reçus, il est de mon devoir d'en expliquer les principes et d'en suivre les conséquences.

Ma lettre avait pour but, de proposer, plutôt que de résoudre certaines difficultés qui se sont élevées touchant le siége et la nature du choléra-morbus, et particulièrement d'appeler l'attention des anatomistes et des médecins de *Vienne* et de *Berlin*, sur l'état dans lequel se trouvent les organes des sécrétions propres au canal intestinal, chez les personnes qui ont succombé au choléra-morbus. Il est arrivé, que quelques-unes des idées émises dans cette lettre ont reçu un commencement de confirmation par les recherches de M. *Brierre de Boismont*, à *Varsovie*, et celles de M. *Alphonse Sanson*, à *Berlin*. Loin, bien loin de moi la pensée de revendiquer une part quelconque dans leurs utiles travaux. Si des recherches ultérieures viennent donner aux idées de ces habiles investigateurs une sanction dont elles ont besoin encore, c'est à eux, et à eux seuls, que sera dû tout l'honneur d'avoir déterminé, d'une manière plus précise qu'on ne l'avait fait jusques alors, le siége du *choléra-morbus*. En attendant, rien ne s'oppose à ce que je réponde aux explications qui me sont demandées sur les opinions professées dans ma lettre.

J'aborde la première et la plus importante de ces questions. La voici : *Pourquoi, lorsque tant d'organes donnent des signes de souffrance, penser que le siége du choléra-morbus soit dans le canal intestinal plutôt que dans le cerveau, la moelle épinière, le cœur*, etc., etc.?

Il est vrai que des parties autres que le canal alimentaire, donnent des signes de souffrance, dans le choléra. Il est encore vrai que, suivant qu'ils ont été plus ou moins frappés de l'intensité de ces souffrances diverses, des observateurs ont placé le siége du mal dans le cerveau, dans la moelle épinière, dans le cœur, ou ailleurs.

Mais ce qui est arrivé dans le choléra, s'est présenté et se présentera toujours dans les maladies d'un diagnostic obscur, difficile, et qui ne laissent après elles que de faibles lésions organiques. Cependant il est une méthode infaillible pour éviter la confusion et l'erreur dans lesquelles la réunion de symptômes disparates pourrait jeter. Il existe dans toutes les maladies des symptômes *primitifs*, *essentiels*, sans lesquels la maladie n'existerait pas, ou serait toute différente. Il en est de *consécutifs* et d'*accessoires*, qui, bien qu'intenses et même dangereux, ne constituent pas la maladie, laquelle, à la rigueur, pourrait exister sans eux. Or, quels sont les symptômes primitifs, essentiels, et en quelque sorte *constitutifs* du choléra, ceux sans lesquels la maladie n'existerait pas? Ce sont évidemment les douleurs, les tourments d'estomac et d'entrailles, les évacuations par le haut et par le bas, d'une immense quantité de matières séreuses, troubles, presque insipides et inodores, symptômes à la suite desquels les malades périssent comme épuisés par la douleur, et exténués par les pertes qu'ils ont faites. Toutes les altérations qu'on observe à l'extérieur du corps, dans le cerveau, dans la moelle épinière, dans les muscles, dans la circulation centrale et dans la circulation capillaire; toutes ces choses ne sont que des effets qu'on peut retrouver dans d'autres maladies : c'est ainsi qu'ils peuvent se trouver dans la hernie étranglée, etc., etc., aussi bien que dans le choléra.

Mais, en admettant que le choléra ait effectivement son siége dans le canal intestinal, pourquoi ne pas le considérer comme une entérite simple, comme une inflammation ordinaire, plutôt que comme une irritation sécrétoire?

La réponse à cette question est facile. Ce n'est pas une inflammation, parce qu'on ne trouve aucune trace de cette maladie dans l'estomac et les intestins de ceux que le choléra a fait périr, à quelque époque qu'il ait causé la mort; pas plus après trois ou quatre jours, qu'après douze heures de son invasion. Et qui ne voit, en effet, que si le choléra consistait dans une inflammation, on en trouverait des traces incontestables, au moins à quelques-unes de ces périodes, et que dès lors, il y a long-temps que tous les doutes seraient levés sur la nature de cette maladie? On n'en trouve pas, car on ne saurait regarder comme une preuve d'inflammation, ces plaques rouges, qu'on a quelquefois vues, çà et là, à la face interne du canal intestinal. Il fallait donc écarter pour toujours cette hypothèse, et substituer au terme d'*inflammation* un autre terme, qui ne fût que l'expression de ce qui existe et de ce que l'on voit dans le *choléra*. Quelles sont les choses qu'on voit manifestement dans le choléra? C'est une irritation accompagnée de douleurs atroces, c'est une sécrétion surabondante de matières fournies par le canal intestinal; il y a donc une irritation sécrétoire. En effet, l'irritation consiste dans un accroissement d'action, qui a pour résultat, tantôt une augmentation dans les sécrétions naturelles aux parties, tantôt dans l'exhalation ou dans la sécrétion de liquides altérés, tantôt dans un accroissement de la nutrition des parties, et tantôt enfin dans une inflammation, C'est ce que j'ai, depuis long-temps, établi dans mes cours sur l'anatomie pathologique; c'est ce que vous trouverez fidèlement reproduit dans une thèse sur les irritations, publiée il y a long-temps, par *Marandel*, que la mort a trop tôt ravi à la science et à l'humanité.

L'irritation qui se remarque dans le choléra, est de la nature de celles qui portent leur action sur les organes des sécrétions propres au canal alimentaire, et en l'appelant *irritation sécrétoire*, je n'ai pas cherché à expliquer, je n'ai fait qu'énoncer ce qui existe dans cette maladie. Cette irritation a sans doute, dans ses causes et dans sa nature, un caractère spécial qui la distingue de toutes les autres. C'est ce caractère qu'il faut désormais chercher à découvrir, et c'est peut-être avoir fait un pas vers cette découverte, que d'avoir déterminé, plus exactement qu'on ne l'avait fait, quelles sont les parties du canal intestinal sur lesquelles porte cette irritation. Ici vient se placer la troisième des questions qui m'est adressée.

En supposant que le choléra-morbus consiste dans une irritation, qui a pour produit une sécrétion surabondante, qu'est-ce qui peut porter à admettre que cette irritation soit fixée principalement sur les follicules muqueux du canal intestinal?

La nature même des évacuations qui accompagne le choléra, semblait indiquer que l'action des irritants qui produisent cette maladie, s'exerce principalement sur les organes des sécrétions propres au canal intestinal. Mais d'où la matière de ces évacuations peut-elle provenir? Est-ce du foie? Ces évacuations n'ont ni la couleur, ni la saveur des évacuations de la bile; et d'ailleurs, si l'on pouvait admettre que la matière de ces évacuations provînt des sécrétions du foie, altérées par la maladie, on devrait trouver dans les voies biliaires des matières analogues à celles qui sont rendues par les vomissements ou par les déjections. Or, au lieu de cela, on trouve, après la mort, les voies biliaires remplies de bile ordinaire et non altérée. Serait-ce du pancréas? On sait, il est vrai, que les organes salivaires fournissent, dans certaines affections, et sur-tout dans la salivation, une très grande quantité de matière limpide et visqueuse; mais il n'est guère possible d'admettre que le pancréas puisse fournir à lui seul la matière des évacuations immenses qui accompagnent le choléra. On est donc obligé, pour trouver la source de la matière liquide, que les malades rendent, tant par le haut que par le bas, d'en revenir aux organes des sécrétions propres au canal intestinal. Quels sont ces organes ? Des vaisseaux exhalants et des follicules muqueux. J'avais totalement oublié, je l'avouerai, les vaisseaux exhalants du canal intestinal, lorsque j'écrivis la lettre qui est l'objet des éclaircissements que je donne en ce moment. Cependant, l'étendue de la surface sur laquelle ils sont déployés, leur nombre presque infini, permettent très bien de concevoir qu'ils pourraient être la source de la sérosité légèrement trouble, que les malades évacuent dans le choléra. C'est une omission que je répare avec plaisir, et c'est un champ nouveau que je crois pouvoir indiquer à ceux qui voudront bien s'attacher à déterminer le siége précis du choléra. Et pourtant, j'incline encore aujourd'hui, à penser que les follicules de la membrane muqueuse du canal intestinal, sont le siége principal de cette irritation ; et si quelque chose est capable de me confirmer dans cette opinion, ce sont assurément les recherches de MM. *Brierre de Boismont* et *Sanson*, qui ont vu que les follicules de *Peyer* et de *Brunner* étaient gorgés, gonflés, soulevés et saillants à l'intérieur du canal intestinal. Je dois ajouter cependant, pour être véridique en toutes choses, que M. *Dalmas*, qui a été long-temps, aussi bien que M. *Sanson*, chargé des autopsies dans les départements de la chirurgie que je dirige, et auquel ne manque aucun genre d'habileté, comme aucun genre de connaissances, que M. *Dalmas* m'a dit n'avoir pas été frappé de ce développement extraordinaire, observé par MM. *Brierre de Boismont* et *Sanson* : mais qu'au lieu de cela, il a toujours observé, aussi bien que tous les médecins *prussiens*, *anglais* et *allemands*, qui, comme lui, et avec lui, ont pratiqué l'ouverture du corps des personnes qui avaient succombé au *choléra*, à la face interne du canal intestinal, une matière crémeuse, qu'il a retrouvée jusques dans la vessie et autres organes tapissés par des membranes muqueuses. Mais d'abord, un fait négatif ne saurait détruire un fait positif, qu'autant que celui-ci aurait été cherché de nouveau, sans pouvoir jamais être retrouvé, et ensuite, loin d'être une objection à ce que je viens de dire, touchant le siége de l'irritation qui constitue le choléra, ce fait en serait, au contraire, la confirmation; car il fournirait une preuve nouvelle, que cette irritation exerce son action sur les organes des sécrétions propres au canal intestinal, et si ces mêmes effets se retrouvent dans des parties tapissées par des membranes muqueuses, ce serait seulement une preuve que la maladie n'est pas toujours exactement limitée aux membranes muqueuses de l'estomac et des intestins. D'ailleurs, il n'y a rien qui implique contradiction entre les sécrétions simultanées des matières limpides et des matières crémeuses dans le canal intestinal des cholériques. Ces deux sécrétions sont le produit d'une même action, d'une irritation sécrétoire. C'est ainsi que, dans la pleurésie, on voit les plèvres fournir à la fois et la matière lactescente qui remplit leur cavité et la matière plus épaisse, qui, sous forme de fausse membrane, tapisse leur face interne.

Mais c'est assez avoir insisté sur cette question : je passe à d'autres qui se rattachent plus directement à la thérapeutique, c'est-à-dire aux indications curatives et au traitement du choléra-morbus. Personne n'est plus que moi convaincu des mécomptes que l'on rencontre en thérapeutique, lorsqu'on veut établir le traitement des maladies, sur des indications fournies *à priori* par le raisonnement. Cependant il est difficile de ne pas admettre que le choléra offre deux indications bien positives : celle de calmer l'irritation qui cause les atroces douleurs qu'éprouvent les malades, et de diminuer l'abondance excessive des évacuations, qui n'est pas moins propre que l'irritation et la douleur à épuiser promptement leurs forces. Ainsi, calmer l'irritation et la douleur, diminuer l'abondance des sécrétions propres au canal intestinal; voilà, suivant moi, les deux bases sur lesquelles doit reposer tout le traitement de cette maladie. C'est à trouver des moyens propres à remplir cette double indication, que devraient, ce me semble, s'appliquer la sagacité et l'expérience des médecins: ma raison n'admet pas qu'on doive avoir recours à des irritants, à des stimulants, à des remèdes incendiaires, dans une maladie caractérisée par d'atroces douleurs et par des évacuations énervantes. Je crois entendre dire qu'on a déjà cherché ces calmants, qu'on les a inutilement demandés aux antispasmodiques et aux narcotiques de toute espèce; mais, qui ne sait qu'il existe des affections de nature spécifique, qui ne cèdent qu'à des remèdes de nature également spécifique? et dès lors, qui ne sent la nécessité de chercher, sans se lasser, le spécifique qu'on trouvera certainement plutôt en le demandant à la raison, qu'en se livrant à un aveugle empirisme?

Je passe sous silence les remèdes préservatifs, non assurément que je ne les trouve préférables aux remèdes curatifs; je passe également sous silence les remèdes antiphlogistiques qu'on applique également aux maladies qui sont produites par une irritation d'une nature sécrétoire, et à celles qui sont produites par des inflammations, et que j'ai d'ailleurs conseillés dans la lettre que j'explique; et j'aborde les questions qui m'ont été faites au sujet de l'avis que j'ai ouvert d'administrer le sous-acétate de plomb à fortes doses contre le choléra.

Pourquoi avoir choisi, parmi tant d'autres remèdes, le sous-acétate de plomb, pour l'opposer au choléra-morbus?

Mes motifs sont nombreux; ils sont tirés *du raisonne-*

ment, de l'analogie et *de l'expérience.* Il s'agissait de trouver un sédatif qui pût tout à la fois calmer des douleurs atroces et diminuer des sécrétions excessives. Le sous-acétate de plomb a, de tout temps, paru aux médecins pourvu de ces deux propriétés. Ouvrez les livres écrits sur la matière médicale, et vous trouverez que *sédation* et *astriction* sont deux vertus inhérentes aux préparations saturnines. Descendez dans nos hôpitaux, examinez les nombreux emplois qu'on y fait de ces préparations en chirurgie, et vous verrez qu'en effet, les préparations saturnines y sont employées presque toujours dans les cas où il s'agit de calmer des irritations, et de diminuer des sécrétions. Poursuivez ses applications aux maladies appelées internes, et vous verrez les préparations de plomb employées à diminuer la salivation mercurielle ou non mercurielle; les sueurs et les expectorations chez les phthisiques; le dévoiement chez les personnes affectées d'ulcérations chroniques au canal intestinal; dans les cas d'hémorrhagie interne, quelle que soit leur source; bien mieux, vous les trouverez employées à combattre les anévrysmes internes, et vous verrez souvent, par suite de leur action, les anévrysmes des gros vaisseaux qui ont franchi les parois de la cavité de la poitrine, rentrer avec plus ou moins de rapidité dans les limites de ces parois; dans tous ces cas, les préparations de plomb constituent un remède efficace, énergique, héroïque, comme on le dit en matière médicale. Voulez-vous poursuivre ses effets sur l'économie animale en santé, d'autres faits viendront mettre ces propriétés dans un jour nouveau. Les filles publiques de Berlin, importunées par une évacuation incommode, prennent des préparations de plomb, pour faire cesser les règles, et, par là, trouvent à donner, chaque mois, quelques jours de plus à la prostitution (Koreff). Des ouvriers sont-ils obligés de vivre au de vivre au milieu des émanations du plomb, ou d'employer, comme les peintres, les préparations de ce métal, leur ventre se resserre, les évacuations intestinales sont suspendues, la colique de plomb survient, et elle ne se termine ordinairement, que lorsque des purgatifs drastiques ont rétabli et les sécrétions et les évacuations du canal intestinal. Cette dernière maladie, *la colique des peintres*, est sur-tout remarquable en ce que, produite par le plomb, elle détermine des effets diamétralement opposés à ceux du choléra-morbus; car, s'il y a des douleurs dans l'une et l'autre affection, elles se distinguent d'ailleurs en ce que, dans l'une, il y a une diminution, je dirai presque une suspension de toute sécrétion dans le canal intestinal, tandis qu'il y a une exagération de ces mêmes sécrétions dans le choléra-morbus. Or, il semble, en vertu de la loi des effets contraires, que le plomb, déterminant la suppression de presque toutes les sécrétions intestinales, dans la *colique des peintres*, il doive combattre efficacement les sécrétions excessives qui accompagnent le choléra-morbus. Mais passons à des faits plus rapprochés de cette maladie : Madame B.... éprouvait, depuis plus d'un an, des douleurs atroces à l'estomac, suivies de vomissements abondants et répétés, de matières glaireuses en très grande quantité, lesquelles laissaient parfois déposer une certaine quantité de matière colorante évidemment émanée du sang. Un médecin fort habile avait employé sans succès tout ce que la raison et l'expérience lui avaient suggéré de remèdes appropriés à un tel état. Tout avait échoué, lorsque l'usage du sous-acétate de plomb et celui de la décoction de têtes de pavots lui furent conseillés. Les vomissements cessèrent à l'instant même, et, s'ils ont reparu depuis lors, ce n'a été que pour mieux constater l'efficacité de cette méthode; car, chaque fois qu'ils ont reparu, ils ont été calmés comme la première fois, par le sous-acétate de plomb. Témoin de cette efficacité, M. *Louyer-*

Willermay emploie cette préparation sur un autre malade affecté, comme madame B...., de douleurs à l'estomac, accompagnées de vomissements de matière limpide, et le même succès couronne l'emploi des préparations saturnines. Je pourrais accumuler par milliers les preuves de l'efficacité de ces préparations, dans les irritations de l'estomac et des intestins, accompagnées d'augmentation dans les sécrétions propres au canal alimentaire. Mais je me hâte d'arriver à des faits plus directs encore : Il y a quatre ans, une dame, employée chez un des principaux marchands de comestibles de Paris, éprouvait, depuis douze heures, tous les symptômes du *choléra sporadique* : tourments affreux d'estomac et d'entrailles, vomissements et déjections de matière liquide, limpide ou légèrement trouble, en quantité énorme; pâleur, refroidissement de la surface du corps, crampes violentes aux muscles des mollets et des bras, épuisement, aspect cadavérique; rien ne manquait aux symptômes d'un choléra des plus intenses. Un médecin (M. Jacques) avait déjà fait appliquer largement des sangsues à l'épigastre, et fait prendre des bains prolongés; le mal continuait à suivre sa marche fâcheuse, lorsque le sous-acétate de plomb fut administré à des intervalles très rapprochés, à des doses faibles d'abord, mais répétées et croissantes par degrés. A dater de ce moment, les douleurs commencèrent à être calmées, les évacuations à diminuer; le choléra s'affaiblit, et il était terminé au bout de quarante-huit heures. La convalescence fut longue, il est vrai, mais elle ne fut marquée par aucun retour de la maladie, et par aucun accident qui pût être rapporté à l'administration du sous-acétate de plomb à haute dose, c'est-à-dire à plus de vingt-quatre grains en vingt-quatre heures.

Mais en admettant que le plomb soit en effet un remède efficace contre le choléra, et que les espérances qu'il a données ne doivent pas être déçues comme tant d'autres, quelles sont la forme, les doses et le mode suivant lesquels ce médicament doit être administré? *Le sous-acétate de plomb* paraît la préparation la plus convenable: d'autres combinaisons de ce métal pourraient avoir autant, et peut-être plus de vertus que celle-là, mais aucune ne paraît joindre à une saveur moins désagréable une propriété sédative plus évidente. Elle peut être administrée sous deux formes : sous celle de pilule et sous celle de solution. La forme pilulaire épargne au malade la saveur des médicaments, mais elle apporte dans leur action, un retard qu'il faut prendre en considération dans les maladies qui, comme le choléra morbus, atteignent quelquefois leur terme fatal en peu d'heures. Il vaut donc mieux donner le sous-acétate de plomb en solution et dans un véhicule aqueux qu'en pilules. Les doses doivent en être rapprochées (comme d'heure en heure.) Elles doivent être augmentées progressivement, à partir depuis une goutte jusqu'à deux, quatre, six, huit, dix, douze, et même un plus grand nombre de gouttes par heure. Il ne faut pas être effrayé par ces doses inaccoutumées. En effet, il ne faut jamais perdre de vue que la sensibilité des parties et leur susceptibilité pour les médicaments, changent, par l'effet des maladies, à tel point, que le remède qui, chez une personne saine, a un effet très marqué, n'en a plus aucun, lorsque l'état de maladie a changé la susceptibilité des organes. Je ne citerai qu'un fait à l'appui de ce principe, mais ce fait est remarquable : Il y a plus de vingt ans que M. *Bourdier*, médecin de l'impératrice, et moi, nous cherchions, lui, un remède contre la rage, et moi, un remède contre le tétanos. M. *Bourdier* avait cru qu'il serait possible de guérir la rage, en donnant aux malades qui en étaient affectés, la colique de plomb. A cet effet, il leur fit prendre jusqu'à plusieurs gros d'extrait de saturne pendant le cours de leur maladie, sans pouvoir leur donner *la colique de plomb* et sans modifier en aucune façon la marche de la rage. De mon côté, j'avais cru que l'on pourrait guérir le tétanos en déterminant un narcotisme profond, et à cet effet j'administrai l'opium à la dose de plusieurs gros par vingt-quatre heures, sans que la maladie fût ralentie, changée ou rendue moins fâcheuse.

S'il résulte de ces faits la triste certitude qu'il y a des maladies contre lesquelles les remèdes sont sans action, il en résulte du moins ceci, qu'on peut les administrer sans inconvénient à des doses énormes, pourvu qu'on y soit conduit par degrés.

Il est enfin une dernière question sur laquelle il m'a été demandé des explications. Elle est relative au conseil que j'ai donné d'user de décoction de têtes de pavots, de préférence aux préparations ordinaires d'opium. Je connais trop bien la source à laquelle est puisé l'opium, pour avoir voulu établir entre lui et la décoction de têtes de pavots une différence totale; mais j'appliquerai à la forme pilulaire et à la solution sous laquelle on administre ordinairement l'opium, les observations que j'ai faites sur le mode d'administration des préparations saturnines. Quand on administre ces substances à l'état liquide, elles agissent de suite, parce qu'elles sont toutes dissoutes, et qu'elles s'appliquent sur une surface plus étendue; tandis que lorsqu'elles sont administrées sous la forme de pilules, il faut que celles-ci soient dissoutes avant d'agir; et souvent avant qu'elles l'aient été, elles sont rejetées par les vomissements. Il est probable que toutes les préparations d'opium, données à l'état aqueux, mais privées de toute matière spiritueuse ou vineuse, comme en renferment *le laudanum de Sydenham*, celui *de Rousseau*, *la teinture thébaïque*, etc., jouiraient de propriétés semblables à la décoction de têtes de pavots. Je dois dire cependant que j'ai vu des personnes qui étaient calmées par la décoction de têtes de pavots, et qui n'avaient pu l'être par les préparations d'opium administré sous toutes les formes. Telle était madame B..., affectée d'un cancer par récidive à la mamelle, lequel était accompagné des plus horribles douleurs. Ces douleurs avaient été vainement combattues par les préparations d'opium de toute nature, à toutes les doses et sous toutes les formes; lorsqu'on s'avisa de lui faire prendre de la décoction de têtes de pavots. Ses douleurs furent calmées comme par enchantement, et M. *Bourdois de la Motte* a long-temps vu cette dame calmer ses douleurs, trouver du sommeil, et prolonger son existence par ce moyen, dont elle ne pouvait suspendre l'usage un seul moment sans que les symptômes ne reparussent aussitôt. C'est ainsi que j'ai vu avec M. *Paillard*, un malade, M. S...., blessé d'un coup de feu qui avait traversé le testicule et le canal de l'urètre, et atteint de spasmes généraux très graves et de douleurs très vives, n'être point calmé par le sirop diacode, par l'acétate, le sulfate et l'hydrochlorate de morphine, etc., etc., et l'être très promptement par une simple décoction de têtes de pavots édulcorée avec du sirop d'orgeat. Mais je suppose que les narcotiques et le sous-acétate de plomb ne doivent pas tenir tout ce que j'en espère, je reste pourtant convaincu que c'est dans les remèdes de ce genre que pourra être trouvé un spécifique contre le choléra-morbus, c'est-à-dire dans les moyens propres à calmer et à stupéfier l'excessive irritation qu'éprouvent les entrailles, et à modérer l'abondance des sécrétions, qui en est la suite. Le champ à parcourir est peut-être vaste encore, mais je suis convaincu que c'est dans la direction que je viens d'indiquer qu'on trouvera enfin le remède tant cherché contre cette affreuse maladie.

Je m'arrête, car je n'ai envie ni de composer un livre, ni

même un mémoire. Cependant j'ai parcouru les principales questions qui m'ont été adressées. De quelle manière ont-elles été résolues? Je vous en laisse les juges. Quoi qu'il arrive de ma lettre et des éclaircissements que je viens de donner, je laisserai désormais à d'autres, le soin de les discuter, de les expliquer, et de les défendre au besoin, et je reviens avec joie au sujet de nos conférences habituelles ; heureux si j'ai pu seulement appeler l'attention des médecins sur un point de la santé publique qui acquiert d'autant plus d'importance, que le choléra se rapproche chaque jour davantage de nos frontières!

Ces développements étaient à peine achevés, lorsque M. *Dupuytren* a été prié de traduire son opinion sur le choléra en une formule simple et qui pût être mise à la portée de tout le monde. Voici celle qu'il a donnée :

Traitement préservatif.

1. Éviter, autant que possible, le froid et l'humidité, et, par conséquent, les lieux bas, humides et froids, comme églises, temples, etc., etc.

2. Éviter encore les lieux d'une chaleur étouffante, comme les bals, raouts, spectacles et autres réunions nombreuses.

3. Éviter sur-tout les transitions brusques d'un lieu chaud à un lieu froid et humide.

4. Se tenir le corps couvert de flanelle sur la peau immédiatement de la tête aux pieds, et porter constamment dans les souliers des semelles en crin.

5. Faire pratiquer pendant une demi-heure, soir et matin, des frictions sur tout le corps, soit avec une brosse à peau, soit avec la main, armée d'un gant de flanelle.

6. Se nourrir d'aliments salubres, de viandes blanches

ou noires, bouillies, rôties ou grillées, mais éviter les viandes fumées, boucanées, salées, épicées ou poivrées, les crudités, les acides, la salade, et, dans leur saison, les melons, les concombres.

7. Éviter enfin tous les excès en vins, en spiritueux.

8. Ces précautions doivent sur-tout être observées par les personnes affectées de coliques et de dévoiement; car cet état du ventre constitue une des prédispositions les plus certaines au choléra.

Traitement curatif.

1. Au premier indice de l'invasion du mal, placer de suite le malade dans un lieu d'une température constante, de 18 à 20 degrés.

2. L'envelopper de couvertures de laine.

3. Faire appliquer soixante à quatre-vingts sangsues au-devant de l'épigastre, ou, ce qui est plus prompt et peut-être plus efficace encore, faire appliquer cinq ou six ventouses à pompe, scarifiées, au-devant de l'estomac, et extraire, par l'un ou l'autre de ces moyens, de seize à vingt onces de sang.

4. Tenir le malade, à l'aide d'une machine fumigatoire portative, dans un bain presque constant de vapeurs émollientes.

5. Le changer de lit et de couvertures de temps en temps, et, chaque fois, faire renouveler les frictions sur les membres supérieurs et inférieurs.

6. Sur toutes choses, faire boire, toutes les heures et même plus souvent, une fois une grande tasse de décoction de têtes de pavots, et, une autre fois, une grande tasse d'eau blanchie par addition de sous-acétate de plomb. (Le sous-acétate de plomb doit être préféré à l'acétate de plomb, comme contenant moins de vinaigre que ce dernier.) Ces boissons seront toujours préparées en grande quantité.

7. La décoction de têtes de pavots sera faite par ébulli-

tion durant une demi-heure d'une tête de pavot, concassée et vidée de sa graine, pour une livre d'eau.

8. La solution de sous-acétate de plomb sera faite par addition de six, huit, dix ou douze gouttes par livre d'eau, suivant l'intensité du mal.

9. Ces boissons devront être prises tièdes et renouvelées chaque fois qu'elles auront été rejetées par les vomissements.

10. Si ces boissons ne pouvaient être prises par la bouche, elles pourraient être administrées en lavement, et en même quantité.

11. Si, enfin, elles ne pouvaient être administrées ni par le haut, ni par le bas, un vésicatoire de la largeur d'un in-quarto serait appliqué sur l'épigastre, et après l'enlèvement de l'épiderme, la plaie serait saupoudrée, avec quelques grains de sulfate de morphine dans une moitié de sa surface, et avec dix grains d'acétate de plomb pulvérisé sur le reste.

12. Si, après quelques jours de son invasion, le choléra est suivi de symptôme de réaction, il faut revenir à la méthode antiphlogistique, c'est-à-dire, employer la saignée ou les sangsues suivant les cas.

13. Insister opiniâtrément sur toutes ces choses jusqu'à diminution des symptômes du mal; celui-ci, ayant diminué, il faudra diminuer aussi, par degrés, la fréquence et la force des boissons.

14. Tenir sur-tout pendant long-temps le malade à l'usage des moyens préservatifs ou propres à empêcher le retour du choléra.

15. Dans le cas où des incommodités résulteraient de l'emploi du sous-acétate de plomb, on les combattrait en faisant prendre au malade une solution légère de sulfate de soude (sel de Glauber), à la dose d'un gros par livre d'eau.

FIN.

www.ingramcontent.com/pod-product-compliance
Ingram Content Group UK Ltd.
Pitfield, Milton Keynes, MK11 3LW, UK
UKHW022154190726
13855UKWH00004B/1482

9 782013 539081